目录

绪言 　　　　　　　　　　　　　　　　　　　　　001

第一章　湿疹的九个基础知识

01　小宝为何会起湿疹？　　　　　　　　　　　　004
02　湿疹有哪些类型？　　　　　　　　　　　　　005
03　湿疹有哪些特点？　　　　　　　　　　　　　006
04　湿疹会传染吗？　　　　　　　　　　　　　　007
05　湿疹能去"根儿"吗？　　　　　　　　　　　　007
06　小宝起湿疹，要做过敏原检测吗？　　　　　　008
07　小宝起湿疹，是否要忌口？　　　　　　　　　009
08　小宝起湿疹，是因为对食物过敏吗？　　　　　010
09　涂抹的湿疹药膏需要擦掉吗？　　　　　　　　011

第二章　　湿疹的四大谣言

01	小宝起湿疹后不能洗澡？错！	014
02	小宝起湿疹后不能涂润肤霜（乳）？错！	015
03	小宝起湿疹后家里不能开空调？错！	016
04	治疗湿疹不能用激素药膏？错！	017

第三章　　湿疹的九大须知

01	激素药膏何时开始用？何时停用？	020
02	常用激素药膏强弱效排序	021
03	如何判断是否对药膏、润肤霜（乳）过敏？	021
04	药膏涂多厚？参考"指尖单位"原则	022
05	激素药膏怎么用？用多少？	023
06	湿疹伴有破溃时可以洗澡吗？	024
07	激素药膏吃进嘴里怎么办？	025
08	洗澡、抹润肤霜（乳）和抹药的顺序	026
09-1	小宝护肤三大法宝之保湿	027
09-2	小宝护肤三大法宝之清洁	028
09-3	小宝护肤三大法宝之凉快	029

第四章　小宝日常护理

01	如何给小宝洗头？	032
02	如何给小宝进行面部清洁？	033
03	如何给小宝清理耳屎？	034
04	如何给小宝清理鼻屎？	035
05	婴幼儿口周怎么护理？	036
06	脖子、腋下、大腿根的护理要注意！	037
07	如何预防沙土皮炎？	038
08	如何避免蚊虫叮咬？	039
09	怎么区分足癣（脚气）和足部湿疹？	040
10	如何预防尿布疹？	041
11	如何给女宝宝洗屁屁？	042
12	如何给男宝宝洗屁屁？	043

绪言

在门诊中我发现，由于工作繁忙等原因，不少小宝平时是由爷爷奶奶或姥姥姥爷照顾的。为了方便家中老人学习，我特意将湿疹的九个基础知识、四大谣言、九大须知，以及小宝日常护理中常见的一些问题，集合成内容更精简、结论更直接的大字版手册。如果需要详细了解，可以按照手册中所标注的页码找到书中对应的章节。

第一章
湿疹的九个
基础知识

01 | 小宝为何会起湿疹？

引起湿疹的因素非常复杂，常为内因、外因相互作用的结果，常见原因有如下 3 个。

（1）2 岁以内小宝的皮肤屏障功能发育不完善，皮肤薄嫩，抵抗力较弱。

（2）遗传因素，如小宝的家人（父母、爷爷奶奶、姥姥姥爷等）是过敏体质。

（3）外界环境中的刺激因素，如温度太高、气候干燥、空气污染、摩擦等。

此外，精神压力过大、内分泌失调、皮肤免疫功能紊乱等都有可能引起湿疹。

● 详细内容参见书中第 16~21 页

02 | 湿疹有哪些类型？

常见的湿疹分类方式有以下4种。

（1）根据发病过程/阶段分类：急性湿疹、亚急性湿疹和慢性湿疹。

（2）根据原因和症状分类：湿性湿疹和干性湿疹。

（3）根据部位分类：面部湿疹、眼部湿疹、耳部湿疹、口周湿疹、躯干部位湿疹、手部湿疹、足部湿疹、肛周湿疹、外阴湿疹、阴囊湿疹等。

（4）根据湿疹形态分类：红斑性湿疹、丘疹样湿疹、水疱性湿疹、糜烂性湿疹、结痂性湿疹、皲裂性湿疹、苔藓样湿疹等。

小宝起湿疹后，不同的医生有可能给出不同的诊断，往往是称呼不同（即分类方式不同），并非诊断错误。

● 详细内容参见书中第22~25页

03 | 湿疹有哪些特点？

（1）多形性：皮损的形态多种多样，可表现为红斑、丘疹、水疱、糜烂、鳞屑等。

（2）对称性：皮损可以是分散的，也可以是融合的，但常具有对称性（注意不是绝对的），如在双侧面部、躯干两侧等部位对称性地出现。

（3）渗出倾向：尤其是急性期的湿疹，发病急，可能伴有水疱、丘疱疹，同时由于搔抓或者外界刺激，导致丘疹、水疱、丘疱疹顶部破溃，而露出糜烂面且伴有渗液。

（4）常伴有剧烈的瘙痒：小宝容易抓挠、扭动身体或用皮疹部位去蹭家人、蹭被褥，易夜醒。

（5）易复发：湿疹的复发概率非常高。

04 | 湿疹会传染吗？

（1）单纯的湿疹，是不会传染的。

（2）如果湿疹部位出现严重破溃、渗出（流黄水），则需要警惕，很有可能是合并细菌、病毒或真菌感染，这时是会传染的。

（3）卡波西水痘样疹也是会传染的，出疹前通常伴有发热、恶心、呕吐等症状（单纯的湿疹不会引发发热、恶心、呕吐等症状）。

● 详细内容参见书中第 31~32 页

05 | 湿疹能去"根儿"吗？

湿疹去"根儿"其实是一个伪命题，引发湿疹的病因（即"根儿"）很多，有内因、外因，很多时候无法找到或者无法找全发病原因，不存在去"根儿"一说。湿疹跟感冒一样，是无法根治的，需要对症治疗，即以缓解症状为治疗目的。

● 详细内容参见书中第 33~35 页

06 | 小宝起湿疹，要做过敏原检测吗？

（1）湿疹的病因非常复杂，而过敏原检测的项目有限，因此，如果只是身上起湿疹，对于非过敏体质的小宝，我通常是不建议做过敏原检测的。

（2）针对过敏体质的小宝，我通常建议 1 岁以上再做过敏原检测，排查过敏情况。但要注意的是，过敏原检测结果也仅供参考，还需要结合临床的实际反应随访观察。

● 详细内容参见书中第 36~41 页

07 | 小宝起湿疹，是否要忌口？

如果只是单纯的皮肤过敏，没有消化道的过敏症状：

（1）其实是没有必要让小宝忌口的。没有消化道的过敏症状，就说明所吃的食物并没有导致小宝过敏，不是过敏原。

（2）如果小宝是纯母乳喂养，宝妈需要忌口的情况就更少了。

详细内容参见书中第 42~44 页

08 | 小宝起湿疹，是因为对食物过敏吗？

对食物过敏时，会出现以下症状。

（1）消化道症状是最直接的，速发的反应有进食后出现恶心、呕吐、拒食、腹痛等，迟发的反应有腹泻、便血等。

（2）如伴有皮肤过敏症状，通常会在进食 2 小时内出现速发的荨麻疹。

（3）如伴有呼吸道症状，常见症状包括流鼻涕、打喷嚏、鼻塞、气喘、胸闷、久咳不愈等，严重的时候会伴有呼吸困难、晕厥等，这种情况是需要立刻去急诊就诊的。

● 详细内容参见书中第 45~49 页

09 | 涂抹的湿疹药膏需要擦掉吗？

涂抹的药膏是不需要也不能擦掉的。就像我们生病时吃的口服药，吃进去后也是不用吐出来的，外用药和口服药一样，我们要给药物发挥作用的机会。

第二章
湿疹的四大谣言

01 小宝起湿疹后不能洗澡？错！

（1）小宝无论有没有起湿疹，都应该经常洗澡，对起湿疹的小宝来说洗澡尤为重要，这是预防、减少感染的重要方式。

（2）洗澡后，皮疹部位会变红，是因为在洗热水澡时或洗澡摩擦皮肤后皮表温度会升高，血管受热随之扩张，血流量增加，让皮肤看上去发红，这是正常现象，不代表湿疹加重了。

（3）如果皮疹部位有破溃，洗澡时破溃处会杀疼，这是因为皮肤有伤口时，沾到水或者润肤霜（乳），会刺激到伤口处的神经末梢，这种刺激会转化为神经冲动传递至神经中枢，让人感到疼痛，这是正常现象。

● 详细内容参见书中第 54~59 页

02 | 小宝起湿疹后
不能涂润肤霜（乳）？错！

（1）皮肤干燥是湿疹最常见的诱发因素之一，起湿疹后要给小宝涂抹润肤霜（乳），皮疹部位也需要涂抹。

（2）如果皮疹部位有破溃，涂抹润肤霜（乳）时会杀疼，原因见上节内容。

03 | 小宝起湿疹后家里不能开空调？错！

（1）室温较高时（比如炎热的夏季），不管小宝有没有起湿疹，都应该开空调，该开的时候，一定要开！

（2）小宝起湿疹后开空调非常重要，因为温度太高，有可能加重小宝的湿疹，影响恢复速度。

详细内容参见书中第 64~67 页

04 | 治疗湿疹不能用激素药膏？错！

（1）激素药膏是治疗湿疹的一线选择，《湿疹诊疗指南（2011年）》中就明确指出："外用糖皮质激素制剂依然是治疗湿疹的主要药物。"

（2）遵医嘱，在安全范围内使用激素药膏，就能够充分发挥激素的正作用，减少副作用。

（3）要仔细看润肤霜（乳）的成分，如果含有激素成分，则是不合格的润肤霜（乳），不可用于润肤。

第三章
湿疹的九大须知

01 激素药膏
何时开始用？何时停用？

（1）当小宝起湿疹后出现瘙痒症状（包括抓、挠、蹭、揉眼睛、扭动身子、晚上睡觉不踏实、易夜醒等）的时候，就应该使用激素药膏了。

（2）通常，在同一部位连续使用激素药膏的时间不应超过 2 周（面部等薄嫩部位是 1 周）。如果一个疗程结束后湿疹并未痊愈，则建议咨询医生进行评估。

（3）提前停药的时机：湿疹部位皮肤完全恢复正常，且小宝的瘙痒症状完全消失，方可提前停药。

02 | 常用激素药膏强弱效排序

（1）不同激素药膏的有效成分种类和浓度可能不同。

（2）选择激素药膏时，不是药效越弱越好，而是适合的才最好。

（3）激素药膏药效太弱，反而会拉长治疗周期，计算下来，使用的激素药膏总量反而增加了。

● 详细内容参见书中第 78~83 页

03 | 如何判断是否对药膏、润肤霜（乳）过敏？

在给小宝尝试新的外用药膏或润肤霜（乳）前，为了避免出现过敏反应，建议先进行过敏测试。

（1）小宝临睡前，可挤出少量用于测试的药膏或润肤霜（乳），薄涂在小宝耳后或手臂内侧的皮肤上。

（2）小宝起床后，将涂抹的药膏或润肤霜（乳）轻轻擦掉，观察相应部位有无过敏反应。

● 详细内容参见书中第 84~87 页

04 | 药膏涂多厚？参考"指尖单位"原则

（1）"指尖单位"原则指的是挤出成人食指末端指节长度的药膏量（即1个指尖单位），可以将这些药膏均匀地涂抹在成人2个手掌面积大小的皮肤上，此时，药膏所形成的厚度就是我们医生常说的"薄涂一层"。

（2）当需要使用2种及以上药膏时，药膏药量是"分别计算，各算各的"，都按照"指尖单位"原则用药。

（3）如果小宝的皮疹面积过大，需遵医嘱用药。

详细内容参见书中第88~91页

05 | 激素药膏怎么用？用多少？

（1）选择药物作用强度合适的激素药膏，不是越弱越好，也不是越强越好。

（2）不同部位使用时长不同，需遵医嘱，不要随意更改。

（3）关注激素药膏使用的总量，总量不超过医嘱用量。

详细内容参见书中第 92~96 页

06 | 湿疹伴有破溃时可以洗澡吗？

（1）湿疹伴有破溃时可以洗澡，也需要规律洗澡。

（2）不洗澡的话，皮肤表面的细菌会增多，有可能加重皮肤的感染。

（3）最好选择淋浴，避免盆浴。

（4）洗澡时间控制在 5 分钟以内，可以用沐浴露或是清水洗，注意动作要轻柔。

（5）最开始洗澡时，破溃部位会杀疼，小宝会哭闹，属于正常现象，用药治疗后，一般 3 天左右，破溃部位再沾着水就不会杀疼了。

详细内容参见书中第 98 页

07 | 激素药膏吃进嘴里怎么办？

（1）涂抹的激素药膏被误食，通常没有大问题，绝大多数常规治疗湿疹的激素药膏没有毒性成分，通常也不会被人体的消化道吸收，最后会随着粪便排出体外。

（2）小宝误服激素药膏，如果量小且没什么不适症状，可以让小宝多喝温开水，促进排泄；如果误服量较大或出现不适症状，建议及时带小宝线下就诊。

（3）家里要常备小药箱，一方面，可以集中存放药品，对药品的种类、数量了如指掌；另一方面，可以放到小宝无法看到、触碰到的位置，从根本上杜绝误食的可能。

（4）为防止小宝误吃药物，建议将家里老人服用的药物放到抽屉里锁起来，用药时打开抽屉，服用完再锁上抽屉。不要当着小宝的面吃药，更不要骗小宝说药品是好吃的糖果，因为小宝的模仿能力、好奇心都很强。

● 详细内容参见书中第 99~105 页

08 | 洗澡、抹润肤霜（乳）和抹药的顺序

不管是否给小宝洗澡，都需要给小宝涂抹润肤霜（乳），如果洗澡，建议顺序如下。

（1）没有湿疹等皮肤问题：先洗澡，后抹润肤霜（乳）。

（2）有湿疹等皮肤问题：先洗澡，再抹药膏，5~10分钟后抹润肤霜（乳）。

（3）湿疹部位有厚痂：先洗澡；之后用润肤霜（乳）厚厚地抹一层在结痂部位并停留5~10分钟，软化痂皮；之后清理掉多余的润肤霜（乳）和已松动的痂皮（未松动的不要抠）；接下来涂抹药膏，5分钟后再薄涂润肤霜（乳）。

（4）如小宝皮肤特别干燥：先洗澡，然后在涂药之前，薄涂润肤霜（乳）以增加皮肤的湿度，便于药膏吸收。润肤霜（乳）不用擦掉，停留5~10分钟，即可涂抹药膏，然后5分钟后再薄涂润肤霜（乳）。

● 详细内容参见书中第106~109页

09-1 | 小宝护肤三大法宝之保湿

（1）小宝皮肤薄嫩，锁水能力差，皮肤水分容易散失，涂抹润肤产品进行保湿非常重要。

（2）润肤产品分为润肤霜和润肤乳：霜剂质地更稠，不太适合油性肤质的小宝，通常在秋冬季节使用；乳液质地较为清透，流动性好，水分含量比霜剂高，更适合油性肤质的小宝使用，通常在春夏季使用。

（3）不能把抚触油当作润肤霜（乳）给小宝使用。

（4）出汗多的部位，可以不用润肤，比如脖子、腋下、腹股沟等，可以换成痱子粉或是痱子水进行护理，以保持皮肤干爽为主，避免局部皮肤太过潮湿。

09-2 | 小宝护肤三大法宝之清洁

（1）无论是否有湿疹，都应该给小宝定期洗澡，建议洗澡的频率为每周 1~3 次。

（2）建议选用 pH 值在 5.5 左右（即弱酸性）的沐浴产品。

（3）洗澡的时间，建议控制在 5~10 分钟，如果小宝特别爱泡澡和玩水，也尽量控制在 30 分钟以内。

（4）不建议给小宝搓澡或使用去角质的产品，也不建议使用碱性特别强的香皂及含有硫黄成分的香皂（如硫黄皂）等。

● 详细内容参见书中第 116~119 页

09-3 | 小宝护肤三大法宝之凉快

（1）通常，小宝比我们成年人想象的要"抗冻"，他们正处于发育期，新陈代谢旺盛，心率也高于成人。

（2）门诊中大多数的湿疹源于皮肤太热和太干，而在夏天，一半以上的湿疹是热出来的。

（3）建议室内温度控制在 24~26 ℃（新生儿可以调高温度 1~2 ℃），如果温度过高，一定要及时开空调。这里所讲的温度，是指小宝所处环境的温度，而不是空调设定的温度。

（4）安静的状态下，小宝的额头、后脑勺、脖子、后背这些部位温暖、干燥、不出汗，说明温度比较适宜。

（5）不建议根据小宝手脚的温度来判断冷热。

（6）夏天不能只开风扇、不开空调，风扇无法替代空调，也无法改变室温。

详细内容参见书中第 120~127 页

第四章
小宝日常护理

01 | 如何给小宝洗头？

（1）洗发产品：要用起泡沫的洗发产品，不能只用清水。

（2）洗头方式：洗头皮的话不能只用手掌揉搓，而是要用手指肚或是指甲轻轻抠洗头皮。

（3）头皮有结痂：需要先闷后洗，可先用橄榄油或润肤霜（乳）将厚痂处闷 1~2 小时，等痂皮变软后再轻轻洗掉。一定不要硬抠，否则容易造成皮肤损伤，如果不能一次性完全洗掉，也不用着急，下一次洗头前可重复闷痂的步骤，直到洗净所有的痂皮。

（4）头皮有"白皮儿"无皮疹：可以先尝试拉长给小宝洗头的间隔，减少洗头的次数，比如以往每周洗 4 次头，可以先减至 3 次甚至是 2 次，观察起"白皮儿"情况是否有好转。

（5）头皮有炎症，"白皮儿"过多：建议带小宝就诊，光靠在家护理可能效果并不理想。

详细内容参见书中第 148~153 页

02 | 如何给小宝进行面部清洁？

（1）频率：每天 2 次，早晚各 1 次。

（2）水温：建议保持在 38~40 ℃。

（3）注意事项：①先用香皂或洗手液把自己的双手洗干净，避免手上残留的东西沾到小宝脸上；②眼睛部位的清洗，要从上往下，如需清理眼屎，建议用棉柔巾蘸着温水向外、向下清理，不建议使用棉签去清理眼屎，容易发生危险。

（4）给小宝洗脸时，可以顺带擦一擦耳郭和耳后的部位，这个部位容易被忽略，脖子部位容易藏污纳垢。

● 详细内容参见书中第 157~162 页

03 | 如何给小宝清理耳屎？

（1）耳屎的价值：有一定的杀菌作用；阻挡小飞虫进入外耳道深处；维持外耳道环境的干燥；对高分贝的声音有一定的缓冲作用，从而保护鼓膜。

（2）耳屎不多：会在说话、吃东西、运动时，自动排出体外，并不需要人为干预。

（3）耳屎稍微有点多：可以用婴幼儿专用的消毒棉签，在外耳道轻轻转动，把耳屎带出来。

（4）耳屎很多堵住耳道：不建议自行处理，请及时带小宝去医院就诊，请耳鼻喉科的医生进行专业处理。

（5）注意事项：①不要用成人用的棉签或掏耳勺给小宝掏耳朵，这容易刺激到外耳道的皮肤；②不要太频繁地给小宝掏耳朵，因为这样会刺激外耳道的耵聍腺，分泌更多的耵聍（即耳屎），导致"越掏越多"，由此陷入恶性循环，容易诱发耵聍栓塞。

● 详细内容参见书中第 176~178 页

04 | 如何给小宝清理鼻屎？

（1）鼻腔里有分泌物：可以用棉签蘸着海盐水或生理盐水，浅浅地伸入小宝鼻腔中，顺时针旋转棉签清理鼻腔。

（2）有鼻屎且已经干硬：建议先给小宝滴 1~2 滴海盐水或生理盐水（婴幼儿不建议使用喷雾，可以先喷到干净的容器当中，再用滴管吸），过 3~5 分钟待鼻屎软化后，可再次尝试清理。

（3）鼻屎部位较深：可使用婴幼儿吸鼻器，如自行操作有困难，建议带小宝去耳鼻喉科处理。

详细内容参见书中第 161~162 页

05 | 婴幼儿口周怎么护理？

（1）建议使用纯棉材质的口水巾。

（2）擦口水时，用口水巾轻轻蘸干，不要用力来回摩擦，小宝的皮肤很娇嫩，来回擦的次数多了，很可能会把皮肤擦破。

（3）在小宝吃完奶或者辅食后，需要及时给小宝清洁口周皮肤，尽可能减少食物残渣对口周皮肤的刺激。

（4）可以用蘸温开水的纯棉纱布巾给小宝擦洗，或直接用手撩着水洗。

（5）对于习惯侧脸睡觉的小宝，建议宝妈在小宝睡觉时，时不时帮忙翻个身方便透气，也可以给小宝垫一个纯棉的纱布枕头，薄薄的一层，跟纯棉纱布口水巾差不多即可，这种纱布枕头能够很好地吸收口水。

详细内容参见书中第 183~185 页

06 | 脖子、腋下、大腿根的护理要注意！

（1）脖子、腋下、大腿根这些皱褶部位，容易留存汗液，透气性差，大腿根还容易与纸尿裤反复摩擦，因此，这些部位要格外注意护理。

（2）小宝出汗后，最好给小宝洗个澡，且洗澡时需要把皱褶部位扒开，用手洗掉滞留的灰尘、污垢，洗完后要及时擦干皱褶部位的水分，并且晾一会儿，这个步骤很关键。

（3）皱褶部位出汗多，长期湿乎乎的，日常是不需要涂润肤霜（乳）的，相反需要做的是保持干燥，可用痱子粉或者炉甘石洗剂。

详细内容参见书中第 188~191 页

07　如何预防沙土皮炎？

（1）小宝玩沙玩土的时候，可以给小宝准备小桶、铲子等工具，让小宝学习使用工具，减少小手接触沙土的时间。

（2）小宝玩完泡泡水，及时用清水给小宝洗干净手，避免泡泡水残存在手上刺激皮肤。

（3）小宝玩橡皮泥的时候，可以给小宝戴个手套，避免小手直接接触橡皮泥。

（4）建议控制好小宝玩耍的时间，玩耍结束后及时给小宝洗手和涂润肤霜（乳）。

● 详细内容参见书中第 193~195 页

08 | 如何避免蚊虫叮咬？

（1）给家里装上纱窗，给小宝的床装上蚊帐。

（2）在小宝小的时候，不建议养宠物，动物身上容易有螨虫、跳蚤等小生物。

（3）小宝的卧室里最好不要摆放植物，尤其是土培植物，容易滋生蚊虫。

（4）户外玩耍时，需要给小宝穿长衣长裤，还可以给小宝喷上儿童专用的驱蚊水或戴上驱蚊手环作为辅助。

（5）小宝在卧室里睡觉、玩耍时，不要使用蚊香或电蚊香液。

（6）小宝要勤洗澡、勤换衣，汗液容易招蚊虫。

09 怎么区分足癣（脚气）和足部湿疹？

（1）足癣（即脚气）是足部感染皮肤癣菌所致；而足部湿疹的诱发因素很多，由内外因共同作用所致。

（2）足癣的发病部位主要是脚趾之间；足部湿疹可发病于脚上任一部位，常见于脚背和脚底。

（3）足癣的皮损边界较清晰，边缘部位的皮损会更严重；足部湿疹皮损有红斑、丘疹、水疱及破溃渗出，皮损边界不清，往往皮损中间位置会更严重。

（4）足癣有传染性，皮肤接触共用拖鞋、共用洗脚盆等都有可能被传染，湿疹没有传染性。

（5）足癣通常也有瘙痒的症状，故不能依据是否瘙痒来区分足癣和足部湿疹。

（6）不可以用治疗足癣的药膏来治疗湿疹，也不能用治疗湿疹的药膏来治疗足癣。

详细内容参见书中第 218~223 页

10 | 如何预防尿布疹（红屁屁）？

（1）小宝大小便后要及时清洗，避免大小便残留。

（2）给小宝洗完屁屁后，要给小宝擦干并晾一会儿，不能湿乎乎地穿纸尿裤。

（3）小宝屁屁晾干后，要给小宝抹润肤霜（注意是霜剂，不能是乳液）或者护臀膏。日常护理时，不建议使用氧化锌含量超过 15% 的护臀膏，抹护臀膏时，需要把皱褶部位和肛门处都涂抹到位。

（4）纸尿裤的选择和使用：建议选用弱酸性、吸收性好的纸尿裤，且纸尿裤不要勒太紧，通常一个纸尿裤可以用 2~2.5 小时，要经常检查小宝是否小便，注意纸尿裤不是越厚越好，薄厚跟纸尿裤的吸收性没有必然联系。

11 | 如何给女宝宝洗屁屁？

（1）家长要把指甲剪短磨平，并且要用香皂把手洗干净，否则清洗时有可能导致小宝阴道口、尿道口细菌感染。

（2）流动水洗为主，温度在 38~40 ℃为宜，不能直接用水龙头或者花洒冲洗，要撩着水洗；如果是盆洗，建议使用干净的棉柔巾，将其打湿后擦洗，棉柔巾不要重复使用，尤其是大便后，重复使用会导致盆中水被污染。

（3）洗屁屁的顺序：从前向后，从上而下，边撩着水边用手指肚捋着洗，如果从后往前洗，则有可能把肛门处的细菌、粪便冲到外阴处，引发感染。

（4）清洗频率：一天 1~2 次即可，清洗时不要用手反复揉搓。

（5）清洗注意事项：要轻轻分开小宝的大小阴唇，不要太用力，尤其是当小宝很久都没有清洗时，大小阴唇容易粘连，动作过大，容易伤害到小宝的大小阴唇；大小阴唇之间的皱褶和缝隙，容易藏污纳垢，要仔细清洗；阴道口和尿道口不需要用手去捋着洗，撩着清水冲一下即可。

详细内容参见书中第 243~249 页

12 | 如何给男宝宝洗屁屁？

同前面"如何给女宝宝洗屁屁？"中的前 4 条。

清洗注意事项：大多数小宝 3 岁以前，包皮和阴茎没有长在一起，所以不建议过早、强行下翻包皮，否则容易导致局部充血、水肿，给小宝阴茎造成伤害；如有轻微不适，可尝试下翻包皮露出龟头，用手指肚轻轻撩着水洗一洗龟头，切记动作一定要慢、要轻柔，并时刻关注小宝的反应。如果下翻时，小宝有不舒服的表现，就建议带小宝到院就诊，请医生来操作。通常 3 岁以后，就可以常规给小宝清洗龟头和冠状沟部位，冠状沟部位很容易藏污纳垢。

详细内容参见书中第 250~253 页